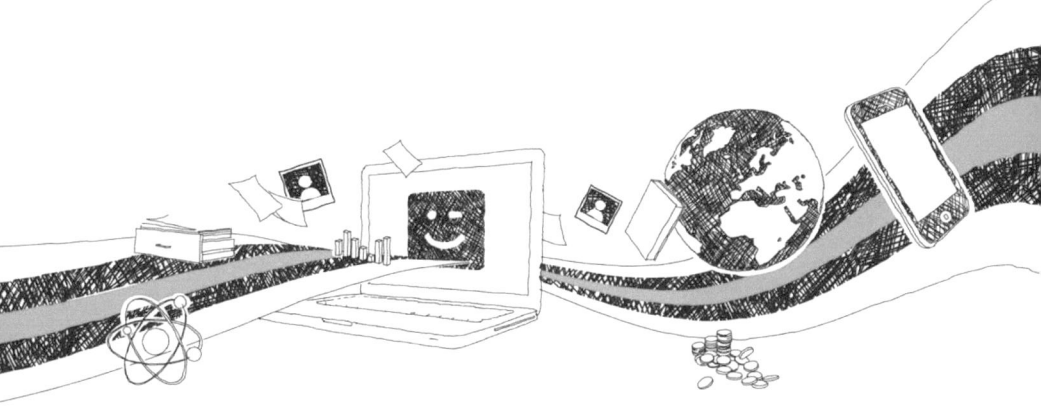

Bibliografische Information der Deutschen Nationalbibliothek:

Die Deutsche Bibliothek verzeichnet diese Publikation in der Deutschen National-
bibliografie; detaillierte bibliografische Daten sind im Internet über http://dnb.d-
nb.de/ abrufbar.

Impressum:

Copyright © 2015 GRIN Verlag, Open Publishing GmbH
Druck und Bindung: Books on Demand GmbH, Norderstedt Germany
ISBN: 978-3-668-22049-2

Dieses Buch bei GRIN:

http://www.grin.com/de/e-book/321567/effekte-des-krafttrainings-bei-osteoporose-
erstellung-eines-trainingsplans

Anonym

Effekte des Krafttrainings bei Osteoporose. Erstellung eines Trainingsplans

GRIN Verlag

Inhaltsverzeichnis

1 Diagnose 2

   1.1 Allgemeine und biometrische Daten 2

      1.1.1 ALLGEMEINE DATEN 2

      1.1.2 BEWERTUNG DER ALLGEMEINEN DATEN 2

      1.1.3 BIOMETRISCHE DATEN 3

      1.1.4 BEWERTUNG DER BIOMETRISCHEN DATEN 3

   1.2 Krafttestung nach der ILB-Methode (Individuelle - Leistungsbild) 4

      1.2.1 TESTABLAUF..5

      1.2.2 TESTERGEBNISSE 6

      1.2.3 SCHLUSSFOLGERUNG/ KONSEQUENZEN 6

2 Zielsetzung/ Prognose 6

3 Trainingsplanung Makrozyklus 7

4 Trainingsplanung Mesozyklus 10

5 Literaturrecherche: Effekte des Krafttrainings bei Osteoporose 12

   5.1 Studie 1...12

   5.2 Studie 2...13

6 Literaturverzeichnis.. 14

7 Tabellenverzeichnis.. 14

1 Diagnose

1.1 Allgemeine und biometrische Daten

1.1.1 Allgemeine Daten

In einem Eingangsgespräch mit meiner Kundin, wurden allgemeine Daten aufgenommen sowie der Gesundheitszustand, das Zeitbudget und die Trainingsmotive festgestellt. Alle Daten sind in der folgenden Tabelle zusammengefasst dargestellt.

Alter	20
Geschlecht	Weiblich
Körpergröße	160 cm
Körpergewicht	48,9kg
BMI	19,1kg/m²
Trainingsmotive	- Minderung der Rückenschmerzen - Körperfettreduktion - Körperformung
Berufliche Tätigkeit	Studentin
Aktuelle sportliche Aktivitäten	Tanzen (2x pro Woche)
Frühere sportliche Aktivitäten	- Tanzen (3x pro Woche) - Turnen (3x pro Woche)
Zeitlicher Verfügungsrahmen	- Trainingshäufigkeit pro Woche: 2-3x - Trainingsdauer pro Einheit: 60-90 min

Tab.1 : Allgemeine Daten zur Person

1.1.2 Bewertung der allgemeinen Daten

Zu Beginn wurde mit der Kundin eine ausführliche Befragung zu ihrem Gesundheitszustand durchgeführt. Hierbei wurden Daten zu aktuellen körperlichen Beschwerden oder Einschränkungen, zur gesundheitlichen Vorgeschichte und zu den Lebensumständen der Person erfasst. Meine Kundin klagt über gelegentliche Rückenschmerzen im Bereich der Lendenwirbelsäule (L4 - L5). Auf einer Skala von 1(kein Schmerz) bis 10 (sehr starke Schmerzen), ordnet sie ihre Schmerzen bei einer 7 ein. Zudem leidet sie unter leichten Verspannungen im Nackenbereich. Aufgrund ihrer Rückenschmerzen befindet sie sich derzeit in ärztlicher Behandlung und hat eine ärztliche Empfehlung zum Fitnesstraining erhalten. Sie nimmt weder Medikamente regelmäßig ein noch wurde sie bislang operiert.

1.1.3 Biometrische Daten

Blutdruck systolisch	110 mmHg
Blutdruck diastolisch	75 mmHg
Ruhepuls	56 Schläge pro Minute
Allgemeiner Gesundheitszustand / Gesundheitliche Einschränkungen:	
Orthopädische Probleme	/
Internistische Probleme	/
Ärztliche Behandlungen	Rücken
Medikamente	/

Tab. 2: Biometrische Daten zur Person

Der gemessene Blutdruck meiner Kundin von 110mmHg systolisch und 75mmhg diastolisch liegt im optimalen Bereich. Der Normwert hierfür liegt bei systolisch <120mmHg und diastolisch <80mmHg (vgl. Tab. 3). Der Ruhepuls meiner Kundin beträgt 56 und ist somit leicht unter dem Normwert. Der optimale Ruhepuls liegt zwischen 60 und 80 Schlägen pro Minute. Ein möglicher Indikator für dieses Ergebnis könnte auf den sportlichen Lebensstil zurückzuführen sein.

Kategorie	Systolisch (mmHg)	Diastolisch (mmHg)
Optimal	< 120	< 80
Normal	120 - 129	80 – 84
Hoch - normal	130 - 139	85 – 89
Hypertonie Stufe 1	140 - 159	90 – 99
Hypertonie Stufe 2	160 - 179	100 – 109
Hypertonie Stufe 3	> 180	> 110

Tab. 3: Blutdrucktabelle: Grenzwerte (Sauty de Chalon, M. & Schmitz, M. (2015). Blutdruck: Blutdruckwerte und Blutdrucktablle.)

1.1.4 Bewertung der biometrischen Daten

Zusammenfassend ist zu sagen, dass die Kundin als Trainingsanfängerin einzustufen ist, obwohl sie regelmäßig Sport betreibt. Denn es ist beachten, dass sie zuvor noch nie ein Fitnessstudio besucht hat. Somit konnte sie noch keinerlei Trainingserfahrungen im Kraftsport sammeln.

Beim Beratungsgespräch war ihr Blutdruck mit 110/75mmHg laut der Blutdruckklassifikation der American Heart Association im optimalen Bereich (Israel & Eifler, 2014, S.171). Dieser im Optimal Bereich liegende Blutdruck zeigt, dass das Herz-Kreislaufsystem der Probandin bereits eine Anpassung durch das wöchentliche Training erhalten hat.

Der Body-Maß-Index der Probandin liegt momentan bei 19,1 kg/m^2. Dieser Wert ist in ihres Alters gerade noch im Normbereich, welcher von 19 – 24 kg/m^2 geht. Unter Berücksichtigung der ermittelten Werte, ist die Trainierbarkeit und die Belastbarkeit im Großen und Ganzen uneingeschränkt. Jedoch muss ein Augenmerk auf ihre Rückenschmerzen gelegt werden, da sie im Alltag durch diese Beschwerden bereits leicht eingeschränkt ist. Zudem sollte beobachtet werden, ob sich diese Einschränkungen mit der Zeit verstärken oder geringer werden.

1.2 Krafttestung nach der ILB-Methode (Individuelle - Leistungsbild)

Um einen individuellen und effektiven Trainingsplan für den aktuellen Leistungsstand entwickeln zu können, wird ein Krafttest durchgeführt. Mit diesem Test soll herausgefunden werden, welches das maximal mögliche Gewicht bei ausgewählten Übungen in einem bestimmten Wiederholungsbereich ist. Eine weitere Möglichkeit, die der Krafttest mit sich bringt, ist zum einen der Leistungsvergleich zu den Norm- und Referenzwerten und zum anderen ermöglicht er einen Vergleich zu den eigenen individuellen Leistungen. Eine Leistungsentwicklung der Probandin wird somit konkret messbar.

Aufgrund der fehlenden Erfahrungen im Fitnessstudio wird meine Kundin als Trainingsbeginnerin eingestuft. Deshalb wurden Krafttestmethoden wie zum Beispiel der 1-RM- Test, auch Maximalkrafttest genannt, ausgeschlossen. Denn die maximale Belastung des Bewegungsapparates und die daraus resultierende höhere Verletzungsgefahr, bei dieser Methode, wäre zu hoch. Zudem kann durch die ILB - Methode das individuelle Leistungsbild ermittelt werden und zwar hinsichtlich der individuellen Leistungsfähigkeit. Auf diese Weise werden die Trainingsintensität und die Parameter für den Trainingsplan bestimmt. Sowohl eine Unterforderung als auch Überforderung werden durch die speziell ermittelten Intensitäten vermieden dies bietet somit einen optimalen Start im Krafttraining für Beginner und Fortgeschrittene. Auf Grund eines vorgesehenen Grobrasters, nach der ILB-Methode, wird so eine progressive Anpassung aller Belastungs- und Trainingsparameter mit zunehmender Leistungssteigerung ermöglicht.

1.2.1 Testablauf

Zu Beginn erfolgt eine Festlegung der krafttrainingsspezifischen Ziele, der entsprechenden Wiederholungszahl und der Übungen. Bei meiner Probandin beginne ich im ersten Mesozyklus mit einem Kraftausdauertraining, damit sie die Fähigkeit entwickelt, über einen längeren Zeitraum möglichst hohe Kraftleistung zu erbringen. Bei einem Kraftausdauertraining wird mit höheren Wiederholungszahlen trainiert. Für meine Kundin wähle ich daher 20 Wiederholungen pro Satz.

Nachdem die Wiederholungszahlen festgelegt sind, erfolgt zu Beginn eines jeden ILB-Tests im ersten Schritt der Aufwärmprozess. Startend mit einem einmaligen, allgemeinen Aufwärmen von 10 - 15 min. Diese Phase steigert die Leistungsfähigkeit und fördert zudem die Ausschüttung leistungssteigernder Hormone. Direkt im Anschluss folgt das spezielle Aufwärmen, bei welchem die Vorbereitung der zu testenden Muskulatur im Vordergrund steht. Anschließend beginnt die eigentliche Testphase, in der das individuell zutreffende Maximalgewicht ermittelt wird. Mit der zuvor festgelegten Wiederholungszahl wird in 2-3 Testsätzen ermittelt, welches Gewicht bei technisch korrekter Ausführung in der festgesetzten Wiederholungszahl, bewältigt werden kann. Als Kriterium sollte die letzte technisch korrekt ausgeführte Wiederholung gewertet werden. Das ermittelte Gewicht ist das Maximum der Leistungsfähigkeit bei der ausgewählten Übung.

Nun wird die Belastungsintensität berechnet. Diese richtet sich nach der Leistungsstufe. Einsteiger trainieren mit 50-70% des Testgewichts der jeweiligen Übung. Nach sechs Monaten kann mit 60-80 % trainiert werden. Die Einordnung in die Leistungsstufe sollte in jedem Fall individuell an die Kundin angepasst werden. (vgl. Tab. 4)

Leistungsstufe	Zeitstufe (Monate)	Orgaform	Einheiten/ Woche	Ubungen/ Muskel	Sätze/ Übung	Intensität in % ILB
Orientierungsstufe	0-1,5	GK	2	1-2	1-2	Gering
Beginner	**1,5-6**	**GK**	**2**	**1-2**	**1-2**	**50-70**
Geübter	6-12	GK	2-3	1-2	2	60-80
Fortgeschrittener	>12	GK/ Split	3-4	1-3	2-3	70-90
Leistungstrainierender	>36	GK/ Split	3-6	1-4	2-4	80-100

Tab. 4: Grobraster zur Trainingsplanung nach der ILB-Methode (vgl. Eifler, 2000, 2013; Strack & Eifler, 2005).

1.2.2 Testergebnisse

Testübung	Wdh.	1.Tessatz	2.Testsatz	3.Testsatz	Resultat
Kniebeuge (mit Klein-geräten)	20	3kg	5kg	--	5kg
Rudern	20	10kg	15kg	--	15kg
Beinpresse horizontal sitzend	20	10kg	20kg	--	20kg
Latzug – vertikal zum Nacken	20	5kg	10kg	15kg	15kg
Butterfly- Reverse	20	10kg	15kg	20kg (abge-brochen)	15kg
Rückenstrecker	20	10kg	15kg	20kg	20kg
Seitheben (mit Kurz-hanteln)	20	3kg	5kg	6kg	6kg

Tab. 5: Kraftdiagnostik, Mehrwiederholungskrafttest (20-RM-Test)

1.2.3 Schlussfolgerung/ Konsequenzen

Das ermittelte Gewicht, das die Kundin bei maximal 20 Wiederholungen bei den jeweiligen Übungen bewegen kann, kann nun in den individuellen Trainingsplan eingebaut werden. Während des Testes klagt die Kundin über leichte Schulterbeschwerden, diese sollen durch das regelmäßige Training ebenfalls behoben werden.

2 Zielsetzung/ Prognose

Inhalt	Ausmaß	Zeit
Verminderung der Rücken-schmerzen	Reduktion von Skala 7 auf 4	3 Monate
Verminderung der Schulterbe-schwerden	Reduktion von Skala 5 auf 2	2 Monate
Reduzierung des Körperfettan-teils	2-4 kg	2 Monate

Tab. 6: Zielsetzung

Als Hauptziel wurde die Verminderung der Rückenschmerzen definiert, da die Kundin dieses als wichtigstes Trainingsmotiv angeben hat. Ihren Schmerz ordnet sie aktuell auf der Skala bei einer 7 ein. Hier nehmen wir uns als Ziel den Schmerz innerhalb von 3 Monaten auf 5 zu reduzieren. Die erste Zielsetzung verfolgt somit einen beschwerdefreien Alltag. Eine leichte Steigerung der Muskulatur, zur Stabilisation um circa 1kg sollte bereits innerhalb der nächsten 8 Wochen erfolgen. Innerhalb von 10 Monaten ist der Aufbau von 4-5 kg Muskelmasse zu erreichen. Gleichzeitig bringt dieses Ziel auch positive Auswirkungen im Bezug auf Ziel 3 mit sich.

Als weiteres Ziel, setzten wir die Reduzierung der Schulterbeschwerden. Hier gilt es, den Schulterbereich durch Muskelaufbautraining zu stabilisieren und zu kräftigen um so den Schultergürtel zu stärken und die Haltung zu verbessern. Hierfür ist es wichtig, während der zuvor ausgewählten Übungen, ein Augenmerk auf die Haltung und auf die Ausführung zu legen, um Fehlhaltungen und die daraus resultierenden Verspannungen zu vermeiden. Unser Ziel ist es das Schmerzempfinden auf der Skala von 5 auf 2 zu reduzieren und zwar innerhalb von 2 Monaten.

Der Fettabbau erhielt bei der Zielsetzung die niedrigste Priorität, da den Schmerzen im Rücken und Schulterbereich mehr Beachtung geschenkt werden sollte als der Gewichtsabnahme. Zudem liegt der Körperfettanteil meiner Kundin bereits in einem optimalen Bereich. Eingehend mit den ersten beiden Hauptzielen, bei denen es notwendig ist Muskulatur aufzubauen, soll der Fettanteil reduziert werden. Hier setzten wir uns das Ziel, 2-4kg Fett innerhalb von 2 Monaten abzubauen.

Da die Kundin neben dem Fitnesstraining noch zweimal pro Woche ein Tanztraining absolviert, schätze ich die praktische Umsetzung der drei ausgewählten Ziele als sehr realistisch ein.

3 Trainingsplanung Makrozyklus

Bei der folgenden Makrozyklusplanung liegt eine linear modifizierte Blockperiodisierung vor. Die sechsmonatige Makrozyklusplanung mit vier verschiedenen Mesozyklen für den Kunden ist in der nachfolgenden Tabelle detailliert dargestellt.

Makrozyklus				
	Mesozyklus 1	Mesozyklus 2	Mesozyklus 3	Mesozyklus 4
Zyklusdauer	4 Wochen	8 Wochen	8 Wochen	4 Wochen
Trainingsmethodik	Kraftausdauer	Hypertrophie-training	Kraftausdauer	Funktionsgymnastik
Organisationsform	Kreistraining(GK)	Station (GK)	Station (Split)	Kreistraining (GK)
Häufigkeit/Woche	2x /Woche	2x/ Woche	3x/ Woche	2x/ Woche
Übungen/Muskel	1/ Muskel	2 / Muskel	2/ Muskel	2/ Muskel
Sätze/Übung	2/ Übung	3/ Sätze	3/ Sätze	2/ Sätze
Intensität	50 % - 60 %	70% - 80%	60 % - 80 %	-
Wiederholungen	20	12	20	20
Bewegungstempo (TUT)	2/0/2	3/0/1	2/0/2	-

GK= Ganzkörper

Tab. 7: Makrozyklusplanung

Um die Linderung der Schmerzen und den Fettabbau zu ermöglichen, sind vor allem das Hypertrophie- und das Kraftausdauertraining von Bedeutung (Boeckh-Behrens & Buskies, 2007, S. 42). Deshalb baue ich den ersten Makrozyklus mit diesen beiden Trainingsmethoden auf. Der Makrozyklus ist in 4 Mesozyklen aufgeteilt, diese Aufteilung garantiert eine höhere Intensitätssteigerung in geregelten Zeitabständen.

Darüber hinaus bietet diese Art der Periodisierung eine höhere Trainingsabwechslung, wodurch die Motivation des Kunden stets erhalten oder ständig wieder neu entfacht werden kann.

Da die Kundin im Bereich Fitness noch unerfahren ist, startet der erste Mesozyklus mit einem 4- wöchigen Kraftausdauertraining in Form eines Ganzkörper-Kreistrainings um eine gute Grundlage zu schaffen. Durch die höhere Wiederholungszahl im Zirkel, in diesem Fall 20, wird gewährleistet, dass sich die Bewegungsausführung bei der Trainingsbeginnerin schneller und leichter einprägen lässt. Hier können eventuelle Fehlerbilder analysiert und gegebenenfalls behoben werden.

In erster Linie soll am Anfang auf die Rückenprobleme eingegangen werden. Hierfür eignet sich das Kreistraining sehr gut. Dies ist für Beginner leichter, da das Mitglied keine Pausenzeiten beachten muss und die Geräte so aufgestellt sind, dass es organisatorisch für den Trainierenden leichter ist. Mit diesem Training wird besonders die Kraftausdauer geschult und es stellt zudem eine effektive Methode für die Verbesserung der konditionellen Fähigkeiten wie Kraft, Schnelligkeit und Ausdauer dar. Das Üben der korrekten Stabilisation des Rückens und des Schultergürtels ist hier gegeben. Nebenbei wird bei dem kraftausdauerorientiertem Training Fett reduziert und dies führt zu einem körperformenden Effekt (Boeckh-Behrens & Buskies, 2007, S.43ff). Mit zwei Trainingseinheiten pro Woche, ein bis zwei Übungen pro Muskel und 20 Wiederholungen, ist bei der Kundin sowohl eine Unterforderung, als auch Überforderung ausgeschlossen. Die Intensität wird in diesem Zeitraum kontinuierlich von 50 % auf 60 % gesteigert, da in den vier Wochen immer ein optimaler überschwelliger Reiz erzielt werden muss. Da die Muskelregeneration noch nicht so gut ausgeprägt ist, gilt für Anfänger, dass sie bei sechs bis acht verschiedene Übungen pro Übung ein bis drei Sätze durchführen sollten (Boeckh-Behrens & Buskies, 2007, S.46).

Vor jedem neuen Mesozyklus erfolgt ein erneuter ILB-Test zur Bestimmung der jeweiligen Maximalgewichte für die im Zyklus angestrebten Wiederholungszahlen.

Nachdem der erste Mesozyklus abgeschlossen ist, folgt nun im zweiten Mesozyklus ein Hypertrophie Training von insgesamt 8 Wochen. Diese Art der Periodisierung garantiert eine höhere Intensitätssteigerung in kürzeren Zeitabständen und kann ein erfolgreiches

Muskelaufbautraining zur Stabilisation der Wirbelsäule und des Schultergürtels sichergestellt. Bei einem unverändertem Krafttraining ohne Trainingsvariationen passt sich die Muskulatur nach einigen Wochen an die Trainingsbelastung an und es kommt zu keiner weiteren Kraftsteigerung mehr (Boeckh-Behrens & Buskies, 2007, S.29). In diesem Mesozyklus ist zu beachten, dass die Muskelgruppen stets von groß nach klein und von komplex zu einfach trainiert werden sollten. Hier wird auch die Satzzahl auf drei erhöht, denn die Muskelregenerationsfähigkeit hat sich gesteigert und die Intensität kann somit erhöht werden. Das Hypertrophie Training erfolgt in einem Stationstraining mit 12 Wiederholungen pro Satz. Hier trainiert die Kundin alle Sätze an einer Station bevor sie wechselt. Bei dieser Variante wird der Muskel ermüdet, bevor die nächste Muskelgruppe trainiert wird, was ein höherer Anspruch an das Mitglied ist. Um die exzentrische Kraft in größeren Maße zu schulen, wird auch das Bewegungstempo von 2-0-2 auf 3-0-1 variiert (Buskies & Boeckh-Behrens, 2009, S.66-68).

Der anschließende Mesozyklus beinhaltet einen Wechsel in das umfangsorientierte Training: Kraftausdauertraining. Das Training wird jedoch intensiver gestaltet und somit wird ein neuer überschwelliger Trainingsreiz gesetzt. In diesem Zyklus wird die Anzahl der Übungen pro Muskel nach oben gesetzt, da aufgrund des Trainingsfortschritts nun auch kleinere Muskelgruppen trainiert werden können. Eine Leistungssteigerung inklusive Muskelaufbau ist hiermit gegeben (Buskies & Boeckh-Behrens, 2009, S.78) In diesem Zyklus wird sich für ein Split Training entschieden, um die Muskeln intensiver trainieren und speziell auf den Rücken und die Schultern wert legen zu können.

Der letzten Mesozyklus beinhaltet eine Regenerationsphase. Für diesen Zyklus sind 4 Wochen eingeplant. Hier wird auf ein gezieltes Krafttraining der einzelnen Muskelgruppen verzichtet. Lediglich leichte Ausdauer und Stabilisationsübungen werden hier eingebaut. Bei der Funktionsgymnastik werden nochmal speziell die Bereiche Bauch, Rücken und Schultern geschult um der Kundin einen beschwerdefreien Alltag zu ermöglichen.

4 Trainingsplanung Mesozyklus

Mesozyklus 2	
Zyklusdauer	8 Wochen
Spezifisches Trainingsziel	Hypertrophie
Trainingseinheit / Woche	2x / Woche
Organisationsform	Stationstraining (GK)
Übung / Muskel	2 / Muskel
Sätze / Übung	3 / Übung
Satzpausen	60 sec
Wiederholungszahl	12
Intensität	70 % - 80 %
Bewegungstempo	3 / 0 / 1

Krafttrainingsübungen				
			Intensität	
Reihenfolge	Übung	Woche 1-3	Woche 4-6	Woche 7-8
1.	Kniebeuge mit Kurzhantel	70%= 3,5kg	75%= 4kg	80%=5kg
2.	Rudern	70% = 10kg	75%=11kg	80%=12kg
3.	Beinpresse horizontal sitzend	70% = 14kg	75%=15kg	80%=16kg
4.	Latzug –vertikal zum Nacken	70% = 10kg	75%=11kg	80%=12kg
5.	Butterfly- Reverse	70% = 10kg	75%=11kg	80%=12kg
6.	Rückenstrecker	70% = 14kg	75%=15kg	80%=16kg
7.	Seitheben mit Kurzhantel	70% = 4kg	75%=5kg	80%=6kg

Tab.8: Mesozyklusplanung

Die Übungsanordnung ist aufgrund der benötigten Energiezufuhr beim Training der entsprechenden Muskelgruppen gewählt. Bei jeder Übung muss gerade bei einer Krafttrainingsbeginnerin auf die richtigen Bewegungsabläufe und die richtige Atmung geachtet werden (Mießner, 2002, S.64). Insgesamt sind die Übungen nach dem Prinzip von komplexen zum einfachen zu wählen. Die Übungsreihenfolge insgesamt ist antagonistisch aufgebaut, sodass zum Kraftausgleich und zur Stabilisation immer die Gegenmuskulatur mit trainiert wird. Der Fokus liegt hierbei im Bereich der Kräftigung der Rumpfmuskulatur um präventiv den Rückenschmerzen entgegenzuwirken .

Das Training startet mit Kniebeugen mit Kurzhanteln. Da das Gewicht nicht, wie es bei den Kniebeugen mit der Langhantel der Fall ist, auf den Schultern ruht, sondern sich in beiden Händen befindet, werden bei dieser Variante die seitlichen und vorderen Bauchmuskeln sowie der Rückenstrecker kaum beansprucht. Da kein Gewicht auf den

Schultern bzw. auf der Brust liegt, wird weniger Druck auf die Wirbelsäule ausgeübt. Zudem bietet diese Übung den Vorteil, dass sie völlig sicher bis zur Muskelerschöpfung durchgezogen werden kann. Kniebeugen eignen sich im Allgemeinen als Ganzkörpertraining. Der Schwerpunkt der Belastung liegt jedoch auf der Beinmuskulatur. Gleichzeitig wird hier die Koordination, Stabilisation und die Kraft geschult.

Auch das Rudergerät kann meine Kundin sehr gut nutzen, da bei diesem Gerät der Oberkörper durch das Brustpolster so fixiert ist, dass der untere Bereich des Rückens entlastet werden kann (Mießner, 2002, S.30). Die Ruderübung als Mehrgelenkübung im Bereich Schultern und Ellenbogen stabilisiert die Brustwirbelsäule und sorgt für einen aufrechten Gang im Alltag. Direkt im Anschluss folgt die Beinpresse welche eine Mehrgelenkübung darstellt. Sie bietet den Vorteil, dass sie auch von Personen mit Rückenproblemen gut ausgeführt werden kann, jedoch muss darauf geachtet werden, dass man das Gesäß nicht von der Unterlage löst (Delavier, 2009, S.100). Bei dieser Übung wird der M. glutaeus maximus mittrainiert. Er hemmt das Nach-vorn-Kippen des Oberkörpers und hilft bei der Stabilisation des Beckens (Boeckh-Behrens & Buskies, 2007, S.218). Zudem zählt diese Übung als intensivste und effektivste Beinübung, da hier die meisten Muskelfasern angesprochen werden (Boeckh-Behrens & Buskies, 2007, S. 261). Bei der nächsten Komplexen Übung, Latzug- vertikal zum Nacken, findet eine Bewegung im Schulter- und Ellenbogengelenk statt. Aufgrund der stabilen Sitzposition mit fixiertem Oberkörper und der zugbelasteten und druckbelasteten Wirbelsäule ist sie sehr gut für Trainingsbeginner geeignet. Bei dieser Mehrgelenksübung wird speziell die obere Rückenmuskulatur trainiert und sorgt für eine bessere Beweglichkeit des Schulterblattes. Um den Nackenverspannungen und den Schulterproblemen entgegen zu wirken wird die Probandin den Butterfly Reverse machen. Diese Übung zählt auch als eine Isolationsübung. Die Bewegung findet nur im Schultergelenk statt. Die Deltamuskulatur und Schulterblattstabilisatoren werden hier stärker beansprucht, da sich die Bewegung nur im Schultergelenk vollzieht. Der Rückenmuskulatur kommt im Hinblick auf die Stabilisation und der Beweglichkeit der Wirbelsäule vor allem im Alltag eine zentrale Bedeutung zu (Boeckh-Behrens & Buskies, 2007, S.152). Hier sorgt das Rückenstreckgerät für die Stabilisierung der gesamten Wirbelsäule, zudem wird der Mm. Erecotr spinae, welcher die Halte- und Schutzfunktion bestizt, bei dieser Übung gut gekräftigt. Zusätzlich wird mit dem Seitheben die Delta- Muskulatur noch einmal isoliert trainiert. Der Trainingsschwerpunkt liegt nun auf dem M. deltoideus pars acromialis.

Grundsätzlich enthält der Mesozyklus 2 viele Übungen an geführten Maschinen, da diese Übungen schneller zu erlernen sind und weniger Fehlerbilder und Verletzungsrisiken möglich sind. Dies bietet einen leichten Trainingseinstieg für meine Kundin.

5 Literaturrecherche: Effekte des Krafttrainings bei Osteoporose

5.1 Studie 1

Autor	H. Franck, W. Hohmann (Deutsche Zeitschrift für Sportmedizin)
Erschei-nungsjahr	2001
Probanden	- 442 Patienten mit Osteoporose entsprechend der WHO-Definition Davon: • 374 Frauen im Alter von 40-60 Jahren • 68 Männer im Alter von 40-60 Jahren - 283 Patienten mit Osteoarthrose Davon: • 156 Frauen im Alter von 40-60 Jahren • 127 Männer im Alter von 40-60 Jahren
Versuchsab-lauf	- Mittels standardisierter Ergometrie (nach WHO-Stufentest) wurde die Funktionskapazität vor und nach einem 4- wöchigen Sport getestet - Die Studie beinhaltete eine Bewegungstherapie mit Reaktions-, Gleichgewichts- und Koordinationstraining - 2 mal pro Woche mussten die Probanden bei rückengerechten Schwimmen, Geh-/Lauftraining, Wassergymnastik und Ergometrietraining jeweils von 30 Minuten teilnehmen
Ergebnis/ Schlussfol-gerung	- Nach vier Wochen : Ausmaß der körperlichen Beschwerden im Bereich Beine und Rücken sinkt signifikant - Auch alltägliche Bewegungen, wie zum Beispiel sich bücken, Gegenstände tragen und zu halten verbessert sich deutlich - Körperliche und seelische Wohlbefinden steigert sich **ABER:** - Verbesserungen des körperlichen Wohlbefindens sind nicht direkt auf das Krafttraining zurückzuführen - Probanden führten viele verschiedene Sportarten während des Tests durch.

Tab. 9: Studie 1

5.2 Studie 2

Autor	Baumeister Anastasia
	Universitätsbibliothek der TU München
Erscheinungsjahr	2005
Probanden	- 173 früh- und spätpostmenopausaler Frauen (Durschnittsalter 56)
Versuchsablauf	- In einem Zeitraum von 12 bis 14 Monaten
	- Der Versuch bestand aus zwei verschiedenen Trainingsarten
	1. Adaptives Krafttraining an Kraftgeräten
	2. Vibrationstraining (oszillierenden Geräten)
	- Probanden wurden in Gruppen aufgeteilt:
	1. Gruppe trainiert mit spezielle Hormone
	2. Gruppe trainiert ohne Hormonzuführung
	- Zum Vergleich steht eine Gruppe ohne Krafttraining zu Verfügung
	- Gemessen wurde zum einen die LWS und der Schenkelhals des rechten proximalen Femurknochens bis zum Femurkopf
	- Messung fand zum Studienbeginn und nach 12 - 14 Monaten statt
	- Trainingsdurchführung:
	• 10 min Erwärmung
	• 45 min Stationstraining
	• Stretching
Ergebnis/ Schlussfolgerung	Im folgenden wird nur auf die Ergebnisse im Krafttraining an Kraftgeräten und ohne Hormonzuführung eingegangen:
	- Kaum eindeutige Einflüsse des Krafttrainings auf die Knochenmasse bemerkbar
	- Signifikante Abnahme an der LWS (möglicherweise auf unkorrekte Trainingsdurchführung zurückzuführen)
	ABER: Positive Nebeneffekte
	- Verringerung des Sturzrisikos
	- Koordinationsverbesserung
	- Verbesserung der Balance und Flexibilität
	- Verkürzung der Reaktionszeit

Tab. 10: Studie 2

6 Literaturverzeichnis

1. **Baumeister, A.** (2005). Verhalten der Knochenmasse postmenopausaler Frauenunter fortlaufend adaptierendem Krafttraining an konventionellen Kraftmaschinen sowie an oszillierenden Geräten ohne und unter Hormoneinfluss. Zugriff am 15.12.2015.Verfügbar unter: http://mediatum.ub.tum.de/?id=602503
2. **Boeckh-Behrens, W.-U. & Buskies, W.** (2007). Fitness-Krafttraining, Die besten Übungen und Methoden für Sport und Gesundheit. 11. Auflage. Reinbek bei Hamburg: Rowohlt.
3. **Buskies, W. & Boeckh-Behrens, W.-U.** (2009). Fitness-Gesundheits-Training. Originalausgabe. Reinbek bei Hamburg: Rowohlt Taschenbuch Verlag.
4. **Delavier, F.** (2009). Der neue Muskel Guide. Gezieltes Krafttraining. Anatomie. (10.Aufl.). München: BLV Buchverlag GmbH & Co. KG.
5. **Franck, H. & Hohmann, W.** (2001). Verbesserung der Funktionskapazität, der Schmerzhaftigkeit und der Leistungsfähigkeit bei Patienten mit Osteoporose durch ein spezielles Sportrehabilitationstraining. Deutsche Zeitschrift für Sportmedizin, 52 (2), 63 – 67. Zugriff am 15.12.2015. Verfügbar unter: http://www.zeitschrift-sportmedizin.de/fileadmin/content/archiv2001/heft02/a03_0202.pdf
6. **Israel, S. & Eifler, C.** (2014). Studienbrief Medizinische Grundlagen. Herausgegeben von der Deutschen Hochschule für Prävention und Gesundheitsmanagement. Saarbrücken.
7. **Mießner, W.** (2002). Richtig Trainieren im Fitness-Studio. München: BLV Verlagsgesellschaft mbH.
8. **Sauty de Chalon, M. & Schmitz, M.** (2015). Blutdruck: Blutdruckwerte und Blutdruck- tabelle. In: Gesundheitsportal Onmeda. Zugriff am 15.12.2015. Verfügbar unter: http://www.onmeda.de/herz_kreislauf/blutdruck-blutdruckwerte-und- blutdrucktabelle-14531-4.html
9. **Strack, A. & Eifler, C.** (2005). The individual lifting performance method (ILP) – a practical method for fitness- and recreational strength training. In J. Gießing, M. Fröhlich & P. Preuss (Hrsg.), Current Results of Strength Training Research – A em- pirical and theoretical Approach. Göttingen: Cuvillier.

7 Tabellenverzeichnis

Tab.1: Allgemeine Daten zur Person

Tab.2: Biometrische Daten zur Person

Tab.3: Blutdrucktabelle: Grenzwerte

Tab.4: Grobraster zur Trainingsplanung nach der ILB-Methode

Tab.5: Kraftdiagnostik, Mehrwiederholungskrafttest (20-RM-Test)

Tab.6: Zielsetzung

Tab.7: Makrozyklusplanung

Tab.8: Mesozyklusplanung

Tab.9: Studie 1

Tab.10: Studie 2

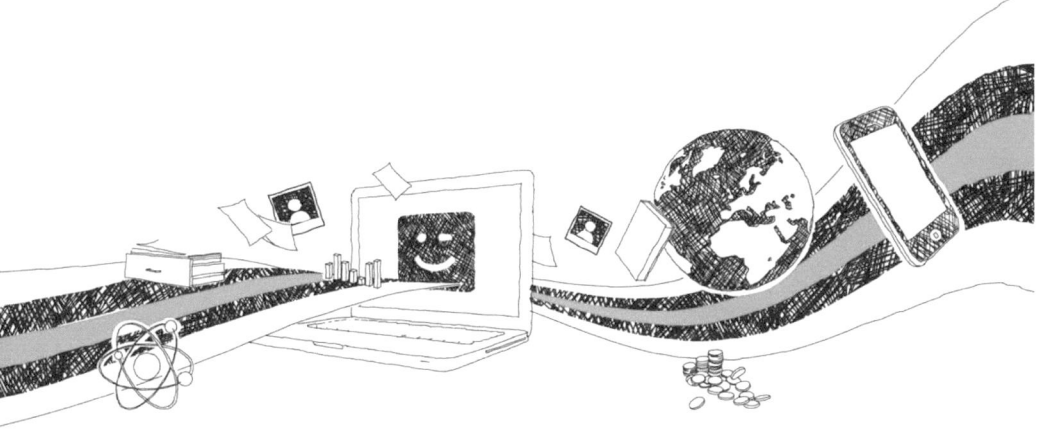
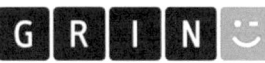